I0059754

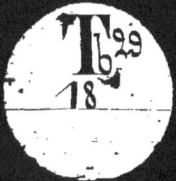

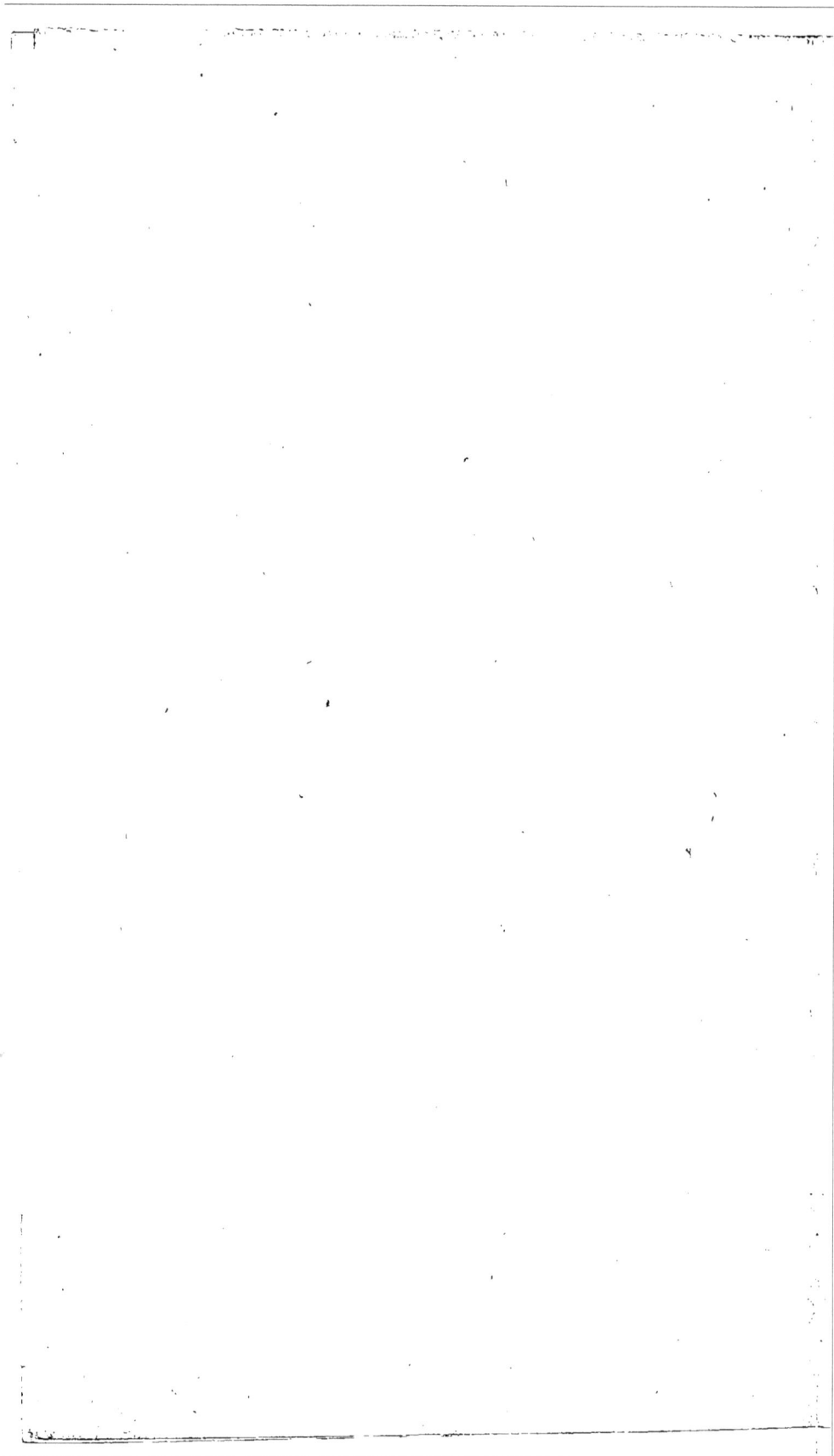

PHYSIOLOGIE

DE L'UTILITÉ DES SUBSTANCES GRASSES

DANS LA NUTRITION

DE LEUR DIGESTION

ET

De la propriété assimilatrice de quelques-unes d'entre elles

PAR M. BERTHE

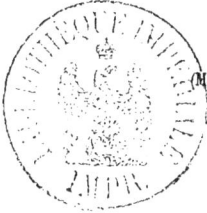

(Mémoire présenté à l'Académie des sciences.)

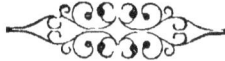

PARIS

IMPRIMERIE SIMON RAÇON ET COMPAGNIE

RUE D'ERFURTH, 1

1856

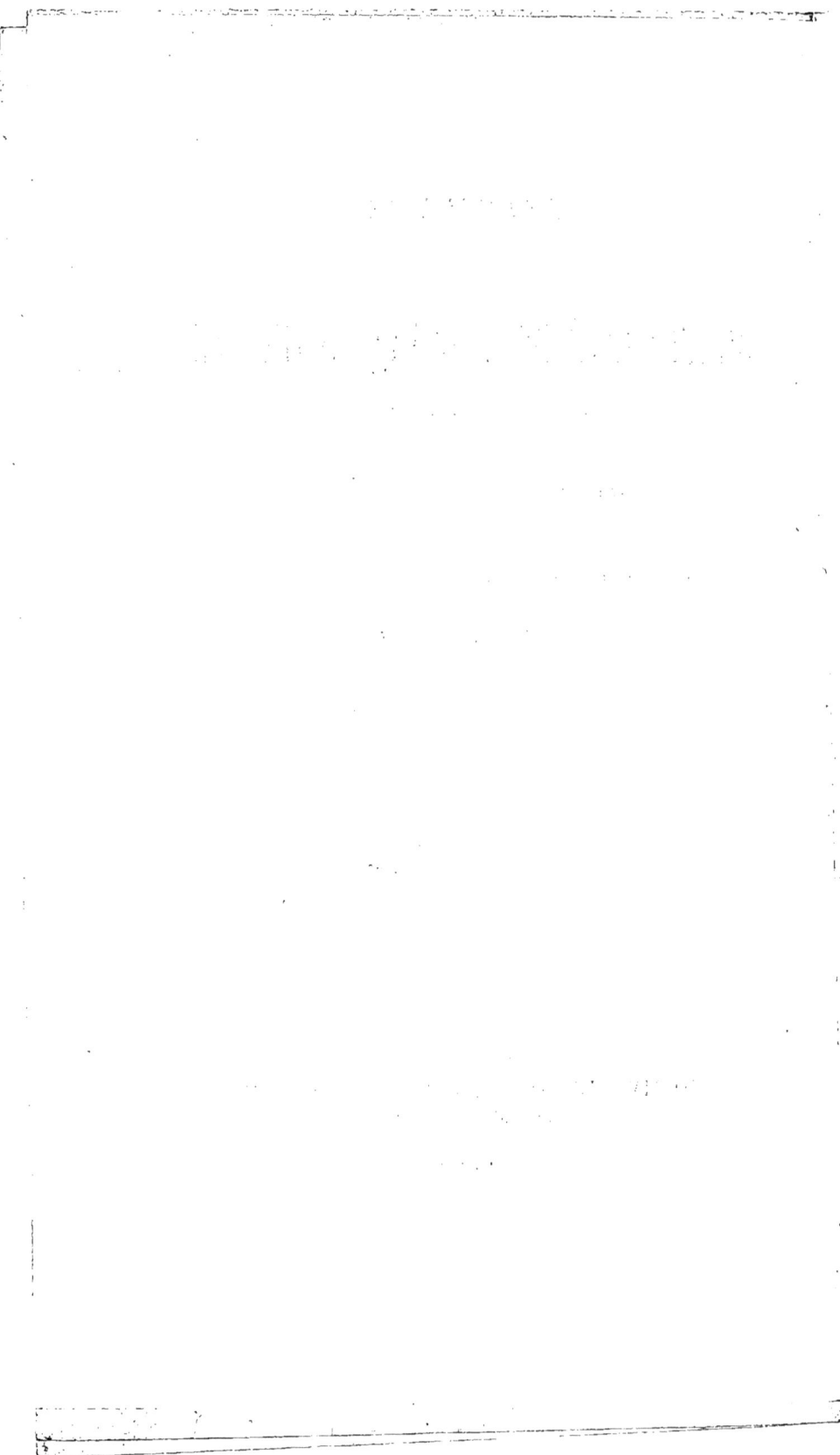

PHYSIOLOGIE

DE L'UTILITÉ DES SUBSTANCES GRASSES

DANS LA NUTRITION

Les aliments, ainsi que l'a savamment établi M. Dumas, dans son *Essai de statique chimique*, doivent être divisés en trois classes parfaitement distinctes :

1° Aliments de l'assimilation : fibrine, albumine, caséum ;

2° Aliments solubles de la respiration : amidon, sucre, matières acidifiables ou acides ;

3° Aliments de la respiration susceptibles d'être emmagasinés à cause de leur insolubilité : corps gras de diverses natures.

C'est cette dernière classe de corps qui a fait le sujet de ce mémoire.

Pour se rendre compte de l'importance des matières grasses pendant la vie, il suffit de constater les phénomènes de la respiration. Si l'on examine un animal dans l'état d'abstinence complète, cet animal continue de respirer comme auparavant, il puise toujours de l'oxygène dans l'air et il exhale de l'acide carbonique et de la vapeur d'eau ; la source qui fournit ces produits ne peut être douteuse, car nous voyons diminuer en même temps le carbone et l'hydrogène du corps de l'animal ; et, comme premier effet de la faim, on constate la disparition de la graisse, qui ne se retrouve ni dans les fèces ni dans les urines ; il faut donc en conclure qu'elle a disparu par le poumon et par la peau sous forme de combinaison oxygénée. Ses parties constituantes ont servi à la respiration.

Si maintenant on se rappelle qu'un homme absorbe chaque jour 1,015 grammes d'oxygène, on pourra juger de la perte considérable que devra éprouver un individu affamé, puisque chaque respiration lui fait perdre une partie de son poids.

Les transactions de la Société Linnéenne de Londres rapportent l'observation d'un homme qui, ne pouvant avaler, perdit en un mois 50 kilogrammes, et celle d'un porc qui, englouti par l'effet d'un éboulement, vécut cent soixante jours sans nourriture et perdit 60 kilogrammes.

Ces faits établissent d'une manière concluante l'importance des matières grasses dans la nutrition, puisqu'il a été constaté que, chez les individus soumis à une diète plus ou moins sévère, la graisse accumulée était toujours, et jusqu'à épuisement, la première substance de l'organisme absorbée pour suffire au besoin de la respiration.

Voyons quels sont les phénomènes qui rendent les corps gras ingérés propres à cette fonction. On sait que la salive et le suc gastrique, dont l'effet se porte tout entier sur les matières amylacées et albuminoïdes, sont sans action sur les corps gras; que ceux-ci ne commencent à éprouver une véritable digestion qu'alors qu'ils sont arrivés dans le duodénum et qu'ils se trouvent en contact avec le suc sécrété par le pancréas, suc dont la proportion est peu considérable, puisque M. Bernard est arrivé à démontrer qu'il s'en écoulait 2 grammes par heure environ.

Plusieurs physiologistes, au nombre desquels il faut ranger M. Mialhe, pensent que la présence d'un alcali est nécessaire pour expliquer l'émulsionnement et la digestion des corps gras. M. Bernard, au contraire, se basant sur des expériences d'une importance considérable, rejette l'action de l'alcalinité du suc pancréatique et reconnaît à ce liquide une action spécifique toute particulière. Si on répète une expérience fort simple de ce savant physiologiste, qui consiste à mettre en contact avec du suc pancréatique parfaitement sain, visqueux et alcalin, une certaine quantité de matière grasse neutre à la température de 35 à 40 degrés, on remarque presque instantanément l'émulsionnement complet de la matière grasse : il en résulte un liquide blanc, laiteux, ayant beaucoup d'analogie avec une émulsion huileuse homogène; mais, si l'on veut ensuite s'assurer de l'état dans lequel se trouve le corps gras, on ne tarde pas à se convaincre qu'il a pris une acidité très-prononcée; ainsi, pendant cette opération, non-seulement le suc pancréatique a émulsionné le corps gras, mais encore il a opéré un dédoublement de la substance en acide gras et glycérine.

M. Berthelot a, lui aussi, mis cette réaction hors de toute contestation en faisant réagir le suc pancréatique sur les corps gras neutres qu'il a fait connaître. Cette action toute spéciale du suc pancréatique n'appartient qu'à ce liquide organique, ainsi que le même physiologiste l'a parfaitement démontré, et ce qui prouve bien que l'alcalinité est impuissante à expliquer cette réaction, c'est que, si l'on mélange du suc pancréatique altéré, privé de sa viscosité, mais toujours alcalin, avec des matières grasses, l'émulsionnement n'a pas la moindre stabilité, et la réaction caractéristique indiquée plus haut n'a plus lieu. Maintenant devra-t-on admettre que l'alcali nécessaire à l'émulsionnement du corps gras sera fourni par la bile qui se déverse dans le duodénum presque en même temps que le suc pancréatique? On ne peut encore avoir recours à cette interprétation, car il a été démontré que la bile, mise en contact avec les matières grasses alimentaires neutres, n'exerce sur elles aucune action, et, si M. Schwann prétend que les animaux auxquels on a pratiqué une fistule qui permette l'écoulement de la bile, meurent promptement, M. Blondlot, après de nombreuses expériences tout à fait concluantes, annonce avoir pratiqué des fistules à des chiens qui ne s'en sont pas moins bien portés; d'où il résulte que ce liquide organique ne peut être considéré comme un agent digestif des matières grasses.

En présence de cette nullité d'action de la bile, d'une part, de l'inertie du suc pancréatique alcalin privé de sa viscosité, de l'autre, nous sommes amenés à conclure, avec M. Bernard, que le suc pancréatique agit sur les matières grasses neutres uniquement par sa matière organique coagulable, et nullement par son alcali.

Bien que ces faits aient été savamment et expérimentalement démontrés, ils ne suffisent pas pour expliquer les différences que l'on constate dans la propriété assimilatrice des différents corps gras; tous, en effet, ne possèdent pas cette propriété au même degré, les uns se digèrent avec une facilité presque inépuisable; pour d'autres, au contraire, l'organisme arrive promptement à un état qu'on pourrait considérer comme voisin de la saturation.

Existe-t-il des règles qui régissent cette propriété assimilatrice ? Telle est la question que je me suis proposé de résoudre en entreprenant ces recherches.

La marche que j'ai suivie a été fort simple.

PREMIÈRE EXPÉRIENCE.— Alimentation Normale.

Je me suis soumis pendant huit jours à une alimentation composée de :

Viande de bœuf ou de mouton.	250 gr.
Pain blanc..	500
Vin.	500
Matière grasse.	60
Fruits..	100

Les matières excrémentitielles furent chaque jour examinées par le procédé suivant, beaucoup moins long que celui de Berzélius, et qui me donne des résultats suffisants.

Je délayais la masse dans la quantité d'eau nécessaire pour la rendre parfaitement liquide ; je passais au travers d'un linge fin pour séparer toutes les matières insolubles non digérées, qui s'élevaient de cinq à sept pour cent, puis je chauffais ce liquide au bain-marie jusqu'à ce qu'il n'y eut plus de vaporisation appréciable ; je reprenais par l'éther, je filtrais et j'évaporais de nouveau. Les résultats de cette expérience me donnèrent les chiffres suivants, en matière grasse soluble dans l'éther :

Premier jour..	8,540	Cinquième jour.	8,4
Deuxième jour..	7,40	Sixième jour..	6,740
Troisième jour..	7,15	Septième jour.	6,810
Quatrième jour..	7,12	Huitième jour.	7,45

La moyenne, 7,432.

Cette première expérience avait pour but de faire connaître la proportion de matière grasse normalement existant dans les excréments sous l'influence d'une alimentation déterminée.

DEUXIÈME EXPÉRIENCE. — Huile d'amandes douces.

Je continuai la même alimentation pendant huit autres jours, en ajoutant seulement chaque matin et chaque soir 15 grammes d'huile d'amandes douces. Pendant les huit jours, les 30 grammes d'huile furent médiocrement supportés, les trois premiers, les selles n'éprouvèrent aucune modification sensible et la quantité de matières grasses ne parut pas augmenter dans les excréments; mais, au bout du troisième jour, ceux-ci, qui jusqu'alors avaient été solides, devinrent fluides; le cinquième, ils étaient devenus tout à fait liquides. J'éprouvai quelques coliques avant l'évacuation; l'appétit, qui s'était maintenu bon jusqu'alors, commença à diminuer; enfin, le huitième jour, ayant voulu porter la dose à 60 grammes, j'obtins une véritable purgation et je dus cesser l'administration. Pendant ce temps, et à partir du troisième jour, les selles avaient cédé à l'éther la quantité suivante de matière huileuse :

Quatrième jour	10,940
Cinquième jour	10,940
Sixième jour	17,336
Septième jour	21,410
Huitième jour	43,420

TROISIÈME EXPÉRIENCE. — **Huile d'œillette.**

Après huit jours de repos et de même alimentation, moins le corps gras, je me soumis à une nouvelle expérimentation. Cette fois, je substituai l'huile d'œillette parfaitement pure et fraîche à l'huile d'amandes douces; les effets obtenus avec l'huile d'amandes se manifestèrent à fort peu de modification près, seulement je pus porter la dose à 60 grammes et la continuer pendant quatre jours sans trop de fatigue, celle de 30 grammes ayant été continuée huit jours, ce qui donnait en tout une période de douze jours; mais il fallut en cesser l'usage, l'estomac étant trop fatigué et supportant cette alimentation avec une très-grande gêne, qui durait parfois cinq à six heures après l'administration.

Les selles analysées par l'éther avaient donné les résultats suivants :

Corps huileux solubles dans l'éther.

Premier jour	9,740	Septième jour	22,410
Deuxième jour	9,850	Huitième jour	23,150
Troisième jour	9,840	Neuvième jour	38,120
Quatrième jour	12,420	Dixième jour	42,140
Cinquième jour	18,420	Onzième jour	48,110
Sixième jour	22,315	Douzième jour	46,115

QUATRIÈME EXPÉRIENCE. — **Huile d'olive.**

Après quinze jours d'un repos devenu nécessaire, je me remis de nouveau à mes recherches, et cette fois ce fut l'huile d'olive qui servit à l'expérimentation; mais je ne fus pas plus heureux qu'avec l'huile d'œillette; je dus en cesser l'usage au bout de douze jours, la dose étant portée à 60 grammes, parce que depuis deux jours elle provoquait une purgation très-abondante; du reste, les résultats analytiques obtenus se rapprochaient tellement de ceux de l'huile d'œillette, que je ne les donne que comme renseignement.

Corps huileux solubles dans l'éther.

Premier jour.	9,10	Septième jour.	22,
Deuxième jour.	9,240	Huitième jour.	22,980
Troisième jour.	9,900	Neuvième jour.	34,150
Quatrième jour.	11,845	Dixième jour.	40,40
Cinquième jour.	18,455	Onzième jour	48,520
Sixième jour.	21,450	Douzième jour.	48,740

CINQUIÈME EXPÉRIENCE. — **Huile de baleine.**

Je pus mettre un intervalle moins considérable entre cette expérience et la précédente, m'étant plus rapidement rétabli; aussi huit jours après j'avalai chaque jour 40 grammes d'huile de baleine en deux fois; seulement, ayant remarqué que l'administration à jeun fatiguait considérablement l'estomac, je pris avant et après l'huile de baleine quelques cuillerées de café noir, qui avaient pour effet de débarrasser la bouche instantanément de tout le corps gras, et cela quelques minutes seulement avant le repas; de cette manière je n'éprouvai plus de renvoi d'huile qui à la longue fatiguaient considérablement et rendaient l'administration subséquente très-difficile; grâce à ce moyen, je le crus d'abord, je pus facilement atteindre la dose de 60 grammes, qui représente environ quatre cuillerées à bouche, sans gêne bien apparente; je pus aussi en continuer l'usage un mois durant sans trop de malaise; pourtant au bout de cette période, il fallut cesser absolument; j'étais, il faut croire, arrivé à saturation complète, car dans les derniers jours la presque totalité du corps était rejetée par les excréments. Voilà les résultats du traitement par l'éther pendant ces trente jours :

Matière huileuse soluble dans l'éther.

Premier jour . . . . . 40 gr . . 8,15	Seizième jour . . . . . 60 gr . . 21, »
Deuxième jour . . . . . — . . 8, »	Dix-septième jour . . . — . . 24, »
Troisième jour . . . . . — . . 8,420	Dix-huitième jour . . . — . . 22,540
Quatrième jour . . . . . — . . 8,440	Dix-neuvième jour . . . — . . 23,105
Cinquième jour . . . . . — . . 8,510	Vingtième jour . . . . — . . 19,450
Sixième jour . . . . . — . . 9,410	Vingt-unième jour . . . — . . 22,150
Septième jour . . . . . 60 gr . . 12,10	Vingt-deuxième jour . . — . . 27,140
Huitième jour . . . . . — . . 12,410	Vingt-troisième jour . . — . . 22, »
Neuvième jour . . . . . — . . 12,845	Vingt-quatrième jour . . — . . 26,150
Dixième jour . . . . . — . . 15,10	Vingt-cinquième jour . . — . . 28,400
Onzième jour . . . . . — . . 15,440	Vingt-sixième jour . . . — . . 33,10
Douzième jour . . . . . — . . 18,710	Vingt-septième jour . . — . . 43,910
Treizième jour . . . . . — . . 18,700	Vingt-huitième jour . . — . . 50,10
Quatorzième jour . . . — . . 20,15	Vingt-neuvième jour . . — . . 50,15
Quinzième jour . . . . — . . 21, »	Trentième jour . . . . — . . 49, »

SIXIÈME EXPÉRIENCE. — **Beurre.**

Après un mois de repos nécessité non par la fatigue, mais par le dégoût que tout corps gras m'inspirait, je me soumis à l'usage du beurre qui fut pris dans les premiers jours sans nulle répugnance et avec la plus grande facilité ; la dose avait été tout de suite portée à 60 grammes ; puis, voyant la facilité avec laquelle il était supporté, j'avais, au bout de dix jours, élevé la dose à 100 grammes. Je fus bientôt obligé de redescendre à 60 grammes, car ce beurre, qui d'abord avait été pris avec plaisir, devint aussi rebutant que l'huile de baleine elle-même, et je dus parfois me faire violence pour avaler la quantité qui avait été fixée. Au bout de vingt jours je cessai toute administration, les résultats de l'analyse par l'éther m'ayant donné des chiffres tellement en rapport avec ceux de l'huile de baleine, que je crus inutile de persister plus longtemps :

Premier jour . . . . . 60 gr . . 9,410	Onzième jour . . . . 100 gr . . 25,10
Deuxième jour . . . . — . . 9,400	Douzième jour . . . . — . . 29,15
Troisième jour . . . . — . . 9,420	Treizième jour . . . . 60 gr . . 19,700
Quatrième jour . . . . — . . 9,400	Quatorzième jour . . . — . . 20,15
Cinquième jour . . . . — . . 10,10	Quinzième jour . . . . — . . 21, »
Sixième jour . . . . . — . . 10, »	Seizième jour . . . . — . . 21, »
Septième jour . . . . . — . . 12,10	Dix-septième jour . . . — . . 23,15
Huitième jour . . . . . — . . 12,40	Dix-huitième jour . . . — . . 23,10
Neuvième jour . . . . . — . . 12,840	Dix-neuvième jour . . . — . . 24, »
Dixième jour . . . . 100 gr . . 22,10	Vingtième jour . . . . — . . 24,10

SEPTIÈME EXPÉRIENCE. — **Huile de foie de morue brune de Terre-Neuve.**

Après huit jours de repos, je pris chaque jour 30 grammes

d'huile de foie de morue brune de Terre-Neuve qui m'avait été directement apportée par un pêcheur de Marseille, et qui, conséquemment, était parfaitement pure; seulement cette huile était tellement acide que je dus, pour l'avaler, la soumettre au traitement employé dans le commerce pour la priver de cet excès d'acide qui en rendrait l'usage complétement impossible.

Je l'introduisis dans un vase d'une assez grande capacité, je versai dessus quatre fois son volume d'eau bouillante et j'agitai vivement; je laissai déposer : au bout de vingt-quatre heures les liquides s'étaient complétement séparés. Je décantai l'eau, je versai de nouvelle eau bouillante qu'après un repos suffisant je séparai encore, puis j'agitai à deux reprises différentes avec de l'eau froide que je décantai de la même façon ; l'huile, complétement privée alors de son excès d'acide, fut filtrée et servit à l'expérimentation suivante : pendant huit jours la dose fut de 30 grammes; au bout de ce temps elle fut portée à 60 grammes et continuée pendant un mois entier. Les premiers effets furent une augmentation assez notable de l'appétit qui, quinze jours après, commença à diminuer; le ventre, qui jusqu'alors avait été parfaitement sain, devint un peu douloureux, la digestion difficile; les selles, qui n'avaient pas présenté une augmentation notable de matière grasse, commencèrent à devenir fluides et à en contenir une plus grande quantité; enfin, vers le vingt-cinquième jour, comme avec l'huile de baleine, comme avec le beurre, il fallut penser à en abandonner l'usage, la digestion devenant malgré tout presque complétement impossible, les selles abondantes et liquides, et une grande quantité de matières grasses pouvant en être extraite par l'éther. Les résultats de l'analyse sont les suivants :

Premier jour	30 gr.	7,940	Treizième jour	60 gr.	11, »
Deuxième jour	—	8, »	Quatorzième jour	—	12,450
Troisième jour	—	8, »	Quinzième jour	—	12, »
Quatrième jour	—	8,110	Seizième jour	—	15,4
Cinquième jour	—	8, »	Dix-septième jour	—	18, »
Sixième jour	—	8,300	Dix-huitième jour	—	15,4
Septième jour	—	9,400	Dix-neuvième jour	—	17,50
Huitième jour	60 gr.	8,450	Vingtième jour	—	18, »
Neuvième jour	—	9,100	Vingt-unième jour	—	18, »
Dixième jour	—	9,400	Vingt-deuxième jour	—	19,1
Onzième jour	—	10, »	Vingt-troisième jour	—	18,4
Douzième jour	—	10,10	Vingt-quatrième jour	—	22,1

Vingt-cinquième jour.. 60 gr. . 23, » Vingt-huitième jour.. . 60 gr. . 30,5
Vingt-sixième jour.... — .. 28,4 Vingt-neuvième jour. . — .. 24,7
Vingt-septième jour. . — . : 30,2 Trentième jour.. ..... — .. 41,9

HUITIÈME EXPÉRIENCE. — **Huile de foie de morue blanche anglaise.**

Après quinze jours de repos je me soumis à l'usage de l'huile de foie de morue blanche anglaise; seulement je modifiai un peu la manière de la prendre; au lieu d'ingérer comme les autres 15 ou 30 grammes chaque fois, je fractionnai le produit et je pris la dose de 30 ou 60 grammes en six fois dans la journée. Par ce moyen je pus pendant tout le mois, sans fatigue bien sensible, en continuer l'usage; pourtant les résultats analytiques qui suivent me prouvèrent que malgré cela elle n'avait pas été plus facilement assimilée que les précédentes.

Premier jour...... 30 gr. . 8, » Seizième jour. .... 60 gr. . 19,40
Deuxième jour..... — .. 8, » Dix-septième jour. .. — .. 19, »
Troisième jour..... — .. 8,4 Dix-huitième jour.... — .. 18,40
Quatrième jour..... — .. 8,550 Dix-neuvième jour.... — .. 20,10
Cinquième jour..... — .. 8,5 Vingtième jour..... — .. 20,40
Sixième jour....... — .. 8,780 Vingt-unième jour... — .. 25,4
Septième jour...... — .. 8,850 Vingt-deuxième jour. — .. 23,5
Huitième jour..... 60 gr. . 9,10 Vingt-troisième jour. . — .. 26,5
Neuvième jour..... — .. 10,40 Vingt-quatrième jour.. — .. 26, »
Dixième jour...... — .. 10, » Vingt-cinquième jour.. — .. 30,4
Onzième jour...... — .. 11,10 Vingt-sixième jour... — .. 35,5
Douzième jour..... — .. 41, » Vingt-septième jour.. — .. 37,4
Treizième jour..... — .. 12,40 Vingt-huitième jour.. — .. 37, »
Quatorzième jour... — .. 14, » Vingt-neuvième jour. . — .. 44,7
Quinzième jour..... — .. 15, » Trentième jour..... — .. 47,5

NEUVIÈME EXPÉRIENCE. — **Huile de foie de morue blanche du commerce.**

Après quinze jours de repos, j'expérimentai l'huile blanche préparée par les procédés assez fréquemment suivis dans le commerce, et qui consistent à traiter l'huile colorée par l'acide sulfurique ou la potasse, à agiter violemment, à débarrasser l'huile, après réaction, de l'excès d'acide ou d'alcali, par des lavages successifs à l'eau pure, puis à filtrer au charbon. L'huile que j'avais obtenue par ce procédé se comporta à peu près de la même façon que les deux précédentes, c'est-à-dire que les mêmes effets se manifestèrent à fort peu de modifications près, et qu'après un mois d'emploi continu la plus grande partie de l'huile ingérée se retrouvait dans les fèces. Du reste, voici le relevé des analyses :

Premier jour	30 gr.	8,10	Seizième jour	60 gr.	18,10
Deuxième jour	—	8,450	Dix-septième jour	—	17, »
Troisième jour	—	8.4	Dix-huitième jour	—	18,500
Quatrième jour	—	8,740	Dix-neuvième jour	—	21, »
Cinquième jour	—	8,500	Vingtième jour	—	21,4
Sixième jour	—	8,580	Vingt-unième jour	—	25, »
Septième jour	—	8,840	Vingt-deuxième jour	—	25,10
Huitième jour	60 gr.	10,590	Vingt-troisième jour	—	24,5
Neuvième jour	—	10,500	Vingt-quatrième jour	—	26, »
Dixième jour	—	10,840	Vingt-cinquième jour	—	28,5
Onzième jour	—	10,900	Vingt-sixième jour	—	33,8
Douzième jour	—	11,25	Vingt-septième jour	—	32,9
Treizième jour	—	14, »	Vingt-huitième jour	—	54,6
Quatorzième jour	—	14, »	Vingt-neuvième jour	—	36,1
Quinzième jour	—	14, »	Trentième jour	—	42,9

DIXIÈME EXPÉRIENCE. — **Huile de foie de morue brune et pure.**

J'expérimentai l'huile de foie de morue brune et pure, de provenance certaine, en commençant, comme pour les autres, par la dose de 30 grammes en deux fois, pour monter ensuite à celle de 60 grammes, après huit jours d'administration.

J'éprouvai, pendant les deux premiers jours de son emploi, des évacuations très-abondantes qui contenaient une petite quantité de matière grasse en excès; je n'en continuai pas moins l'usage, malgré lequel les fonctions se régularisèrent; l'usage continu de cette huile n'avait pas amené la diarrhée, mais une constipation que je dus faire cesser par l'emploi de quelques lavements; enfin, le mois expiré, je dus en cesser l'emploi, non pas que son assimilation ne fût plus possible, car je n'avais pas constaté une augmentation notable de matière graisseuse dans les excréments, mais bien parce que toute nouvelle ingestion de corps gras m'était devenue totalement impossible.

Je regrette que ce dégoût invincible se soit produit sitôt, j'aurais été désireux de savoir si un plus long emploi de ce produit m'aurait amené à l'état de saturation provoqué par tous les corps gras précédemment expérimentés, état de saturation qui sans aucun doute ne se serait pas si vite manifesté, si, au lieu d'être très-bien portant, je me fusse trouvé dans l'un des états pathologiques où l'emploi des corps gras a été préconisé et si utilement employé. Quoi qu'il en soit, ces expériences, toutes entreprises sur le même sujet et dans les mêmes conditions, avaient été assez prolongées pour qu'il me soit permis de répéter ici que les belles expériences de M. Bernard ne peuvent nous faire comprendre cette anomalie singulière de corps qui, en définitive, paraissent avoir une composition identique ou à peu près, et dont les effets physiologiques varient dans une proportion considérable, ce qui me dispose à admettre en chacun d'eux, suivant leur origine, la présence de principes particuliers qui augmentent ou diminuent leur faculté assimilatrice, et à les classer de la manière suivante :

Première classe. Corps gras difficilement assimilables.

Ce sont ceux d'origine végétale, tels que les huiles d'œillette, d'amandes, d'olives, etc.

Deuxième classe. Corps gras assimilables.

Ce sont les corps d'origine animale; l'huile de baleine, le beurre et aussi les huiles de foie de morue lavées, ou décolorées par un acide ou un alcali.

Troisième classe. Corps gras très-assimilables.

Ce sont les corps d'origine hépatique, tels que les huiles de foie de morue pures, *et surtout les huiles brunes.*

Si je ne me trompe, en même temps que ces expériences expliqueront les insuccès constants et forcés des substitutions qu'on a vainement tenté de faire en médecine, des huiles végétales ou des graisses animales, telles que le beurre à l'huile de foie de morue, elles jetteront un jour nouveau sur le mode d'action des corps gras, qui dans ces dernières années ont acquis une place importante en thérapeutique.

En effet, si, comme on l'a vu par les citations et les expériences qui précèdent, les aliments graisseux sont indispensables pendant la vie, pour suffire aux besoins de la respiration, leur utilité deviendra incontestable dans tous les cas pathologiques où, par suite d'un trouble digestif considérable, les fonctions organiques sont interrompues et ne possèdent plus la faculté de transformer en corps gras les aliments féculents et sucrés qui sont ingérés, soit encore lorsque, par suite d'une maladie plus ou moins longue, à la suite de diètes prolongées ou de suppurations abondantes, les organes sont arrivés à un état d'émaciation considérable, alors, en effet, l'ingestion d'un corps gras tout formé, pouvant fournir à la respiration un aliment aussi riche que possible en carbone, puis-

qu'il en contient de soixante-seize à quatre-vingts pour cent,
pourra être d'un secours immense, et pour nous c'est à un effet
de cette nature que doivent être attribués les succès presque mi-
raculeux que la médecine a souvent obtenus de l'emploi de l'huile
de foie de morue.

Et, si cette conviction est le résultat forcé des expériences nombreuses et difficiles auxquelles nous nous sommes soumis, djà,
en 1853, le docteur Homolle, dans le remarquable rapport qu'il
fit à la Société médico-pratique de Paris, avait émis une opinion
semblable, et, après avoir cité les cas dans lesquels son usage
est appelé à produire d'heureux effets, il s'exprime en ces termes :

« Son action bienfaisante apparaît dans tous les cas où l'on
« doit, préalablement ou simultanément au traitement local, mo-
« difier la constitution viciée.

« Dans les maladies que nous venons d'énumérer, phthisie,
« rachitisme, scrofule, atrophie mésentérique, lupus; affections
« dartreuses, rhumatismes musculo-fibreux et fibrineux. Dans ces
« affections si diverses par les causes qui les ont engendrées, mais
« toutes aboutissant à un résultat identique, la détérioration de la
« constitution, la langueur, la perversion ou l'insuffisance de la
« nutrition, remarquez-le, messieurs, ce n'est pas un principe
« morbide que va combattre cet agent thérapeutique; son rôle, et
« il est assez beau, se borne à rétablir la nutrition.

« Ce sera par ses propriétés incorporatives qu'il produira de vé-
« ritables miracles, ce sera, en un mot, comme analeptique élevé à
« la plus haute puissance qu'il agira en venant en aide à la nature
« épuisée par une déperdition constante. »

Mais, on le comprendra, pour que ces effets soient constants, il
est nécessaire que l'huile de foie de morue soit administrée dans
les conditions les plus propres à en faciliter la digestion; toute
ingestion à jeun dégoûte le malade et fatigue l'estomac qui n'a
pas la faculté de les digérer, et qui en reste chargé jusqu'au moment où l'ingestion des aliments en facilite l'écoulement dans l'in-
testin. On devra donc l'administrer au moment du repas, en la
faisant précéder et suivre de quelques cuillerées d'un liquide
quelconque, lait sucré, café, etc., mais il sera nécessaire surtout
qu'elle n'ait pas été décomposée en partie par de soi-disant épu-

rations, puisque nous avons vu que le lavage à l'eau bouillante, et le traitement par les acides généralement employés pour la décolorer lui enlevaient ses propriétés assimilatrices, ni adultérée par les additions si fréquentes d'huiles étrangères, que j'ai démontrées dans les mémoires que j'ai soumis au jugement de l'Académie de médecine, et qui ont reçu l'approbation de la savante compagnie.

Malheureusement le médecin, complétement désarmé en présence de ces falsifications, et découragé par les insuccès fréquents de sa pratique, rejetait sur le médicament des effets qui ne devaient être attribués qu'à sa mauvaise préparation ou à son adultération.

C'est pour répondre à ce besoin que je me suis livré à une longue série de recherches qui m'ont enfin permis, ainsi que le rapport académique en fait foi, de lui mettre entre les mains un moyen suffisamment certain et commode de se rendre compte de l'activité probable de l'huile qu'il pense à administrer. Pour arriver à ce résultat : 1° on verse dans une fiole de 15 grammes, environ 9 grammes d'huile d'œillette pure, et 1 gramme d'huile de foie de morue à essayer, et on agite vivement; ce mélange porte le n° 1. 2° Dans une autre fiole de même capacité, on pèse 10 grammes d'huile d'œillette pure, et on ajoute goutte à goutte du mélange n° 1, en quantité indiquée ci-dessous, en ayant soin d'agiter chaque fois afin d'avoir un liquide bien homogène; ce liquide porte le n° 2; on verse alors dix gouttes de ce mélange n° 2 sur une plaque de verre bien transparente, placée sur une feuille de papier blanc, autant que possible; au milieu de ces dix gouttes du mélange n° 2 on fait tomber une goutte d'acide sulfurique pur, marquant 65 degrés, de l'extrémité d'un tube de verre d'un diamètre de quatre millimètres environ; la réaction est presque instantanée à l'endroit où la goutte d'acide sulfurique est tombée : il se forme une tache qui devient de plus en plus jaune, suite de la réaction de l'acide sulfurique sur l'huile d'œillette; mais de cette tache partent des stries qui finissent par se réunir, et lui forment une petite auréole violette parfaitement appréciable; seulement la perception de cette image ne doit point être reçue par réflexion, mais bien l'œil verticalement placé au-dessus de la tache, autrement on serait sujet à commettre de nombreuses erreurs. Il est très-important que l'acide sulfurique marque 65 degrés à l'aréomètre : plus concentré, il réagit trop vivement sur l'huile d'œillette, la coloration jaune intense qui se produit nuit à la perception de l'auréole violette ; moins concentré, au lieu d'une coloration violette on ne perçoit qu'une teinte bistre, fort sujette à induire en erreur.

Si l'huile de foie de morue est pure et médicinale, c'est-à-dire si les procédés employés pour son extraction n'ont point modifié sa constitution et si elle n'a pas été additionnée d'huile étrangère, deux causes qui détruisent ou qui diminuent considérablement, ainsi qu'on l'a vu par ce qui précède, ses facultés assimilatrices ; quarante gouttes du mélange n° 1, versées dans les 10 grammes d'huile d'œillette pour former le mélange n° 2 suffiront pour produire la réaction indiquée ; si elle est falsifiée ou altérée, il faudra nécessairement augmenter la proportion du mélange n° 1.

Ceci établi, lorsqu'on aura trouvé une huile pure, il suffira d'y ajouter dix, vingt, trente, quarante, cinquante pour cent d'huile étrangère, soit d'œillette, soit de baleine, pour se convaincre que ces fraudes sont suffisamment indiquées par l'addition en plus de dix, vingt, trente, etc., gouttes du mélange n° 1, et on s'assurera alors qu'il n'est pas rare de rencontrer dans le commerce des huiles qui peuvent être parfaites pour l'industrie, mais dans lesquelles la réaction que je viens d'indiquer démontre la présence de soixante à quatre-vingts pour cent d'huile étrangère, ou une altération équivalente ; qu'on s'étonne après cela des insuccès fréquents que le médecin éprouve dans la pratique, et du doute que quelques-uns d'entre eux professent pour les vertus curatives de ce précieux médicament.

Après avoir pris connaissance du travail physiologique qui précède, MM. les médecins liront peut-être avec plus d'intérêt l'extrait des mémoires chimiques qui ont été présentés à l'Académie de médecine, et sur lesquels cette savante compagnie a bien voulu voter deux rapports favorables, mémoires qui, si nous ne nous trompons, donneront l'explication de la supériorité assimilatrice des huiles de foie de morue pures, et justifieront la préférence accordée dans cette notice à l'huile brune.

DES HUILES DE FOIES DE MORUES

MÉDICINALES

Et des raisons qui militent en faveur de l'emploi thérapeutique
de l'HUILE BRUNE

(Extrait succinct des Travaux présentés à l'Académie impériale de Médecine
par BERTHÉ, et approuvés par cette savante compagnie dans ses séances
des 5 juillet 1853 et 17 avril 1855.)

———

I

DE L'HUILE DE FOIES DE MORUES AU POINT DE VUE MÉDICAL ET INDUSTRIEL.

L'huile de foies de morues est employée en médecine depuis très-longtemps. Pline la recommande à l'intérieur contre l'hydropisie, et à l'extérieur contre la teigne et les taies de la cornée ; elle est aussi, depuis un grand nombre d'années, d'un usage populaire dans tous les pays de pêche, tels que les côtes de Suède, de Norwége et du golfe de Finlande, contre les affections goutteuses et rhumatismales, et ce n'est pourtant que vers 1760 que les médecins ont commencé à la prescrire d'une manière suivie.

A dater de 1820, ses propriétés ont été étudiées avec un soin tout particulier, et l'on peut affirmer que fort peu de médicaments ont été le sujet d'expériences aussi sérieuses et aussi répétées ; en effet, les divers recueils scientifiques de l'Europe ont enregistré cent soixante travaux purement thérapeutiques sur ce sujet.

En présence de cette quantité de documents, qui tous constatent l'efficacité des huiles de foies de morues, n'aurait-on pas le droit de s'étonner du doute qui s'est glissé de nos jours dans l'esprit d'un grand nombre de médecins sur la valeur réelle de ce médicament, si on ne savait que toutes ou presque toutes ces observations ont été recueillies, alors que les huiles de foies de morues n'avaient pas pris en médecine une importance assez commerciale pour que l'industrie les falsifiât comme elle falsifie malheureusement la plupart des produits dont la consommation est considérable.

Ces huiles, bien que préparées alors dans des conditions très-désavantageuses, et avec aussi peu de soins que l'exigeait l'usage

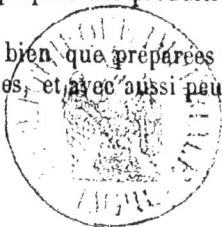

2

de la corroierie auquel elles étaient destinées, n'en constituaient pas moins, à part leur odeur infecte et leur acidité quelquefois nuisible, un bon médicament. Aussi, jusqu'à 1840, leurs propriétés précieuses furent-elles admises sans conteste.

Mais depuis cette époque, leur emploi s'étant généralisé, l'industrie pensa à tort que l'huile destinée à la médecine ne méritait pas plus de soin pour son extraction que celle qu'elle fabriquait depuis longtemps pour la corroierie.

Aussi, lorsqu'on a voulu la destiner à l'usage médical, on s'est trouvé en présence de deux difficultés sérieuses. D'abord, pendant la putréfaction des foies, les huiles avaient, par la production du *phocénate d'ammoniaque*, contracté une odeur de poisson pourri qui était loin de flatter le malade ; et il s'y était en même temps produit des acides dont l'âcreté, parfois assez considérable pour provoquer des hémoptysies, venait s'opposer à leur administration. C'est alors qu'on a été forcé de leur faire subir ce que l'on a appelé des épurations qui ont eu pour résultat d'altérer profondément leurs propriétés.

Les uns, guidés par les procédés journellement employés dans l'industrie pour l'épuration des huiles de graines, ont fait agir sur elles des acides qui, en leur enlevant une partie de leur odeur et de leur couleur, venaient détruire presque en totalité les principes biliaires qui y préexistaient. D'autres se contentèrent d'agiter pendant longtemps l'huile fétide avec de l'eau, puis, après séparation, de la filtrer au charbon, ignorant que c'est à l'aide de ce moyen qu'on retire de cette huile, par l'analyse, presque tous les principes animalisés.

D'autres ont encore jugé plus facile, et cette manière de faire n'était guère plus nuisible, d'ajouter à ces huiles fétides et acides des huiles végétales ou animales, peu odorantes et neutres.

D'autres enfin, et ce sont les industriels honnêtes, qui, faute de connaissances spéciales, ont fait fausse route, s'attachant à la beauté de l'huile, afin de la rendre plus marchande, ont eu l'idée de fractionner les produits en trois sortes d'huiles (*blanche*, *blonde* et *brune*), sans penser qu'en agissant de cette façon ils obtenaient des médicaments d'une composition différente et destinés à apporter dans l'esprit du médecin les plus grandes indécisions.

Dès ce moment on vit apparaître dans le commerce des huiles de foies de morues de nuances très-variées, depuis l'huile incolore, dite huile blanche, jusqu'à l'huile brune la plus foncée, en passant par tous les degrés intermédiaires.

Toutes ces huiles de foies de morues plus ou moins blanchies avaient une odeur peu prononcée et s'administraient avec une assez grande facilité ; malheureusement ce résultat n'avait été atteint qu'en amoindrissant considérablement leur action : c'est alors que les médecins constatèrent de nombreux insuccès qui faillirent détruire la confiance qu'ils avaient dans l'action curative de cet agent thérapeutique.

Or, lorsqu'on pense que cette confiance ne leur avait été inspirée que par la publication de plus de quinze cents observations sérieusement discutées dans les cent soixante mémoires que j'ai cités, on comprendra que les altérations produites par une fabrication plus ou moins défectueuse avaient dû être bien profondes.

C'est en cherchant à me rendre compte des nombreuses et continuelles divergences de compositions que mes analyses m'avaient fait découvrir dans les huiles de foies de morues, que j'ai pu arriver à constater les faits que je viens d'énoncer. Je fus aussi conduit à étudier les différents procédés commerciaux suivis pour leur préparation et l'influence de ces procédés sur la constitution des huiles ; il en résulta pour moi cette conviction que j'ai formulée il y a plus de quatre ans : *que, pour obtenir une huile d'une composition* constante *et aussi riche que possible en principes actifs minéraux et animalisés, il était nécessaire de n'extraire des foies qu'une seule espèce d'huile, et qu'il était impossible que sa couleur ne fût pas foncée.* Cette assertion est d'ailleurs confirmée par les analyses comparatives qu'on verra plus loin, et surtout par les expériences cliniques de MM. Bretonneau, Falker, Marder, Richter, Champouillon, Schenk, Trousseau, Pidoux, Taufflieb, et autres, qui établirent d'une manière incontestable la supériorité des huiles brunes. Ainsi, M. Schenk de Siégen, le propagateur de l'huile de foies de morues, s'exprime en ces termes :

« Après avoir, depuis plus de dix ans, essayé les différentes huiles « de foies de morues qui se trouvent dans le commerce, j'ai cru « devoir accorder ma plus grande confiance à l'huile brune foncée. »

M. Champouillon (*Gazette des Hôpitaux*, 1851, page 9) : « Je « suis convaincu que la diversité des résultats qu'on obtient dans « l'emploi de l'huile de foies de morues tient à la diversité des « espèces qu'on trouve dans les officines. (Et plus loin page 22.) Des

« recherches que j'ai entreprises pour indiquer le choix à faire
« entre les trois espèces, il résulte pour moi que les huiles brune et
« noire ont une action plus constante et plus rapide que l'huile
« jaune ; (page 70) j'ai établi précédemment, comme résultat de
« mes observations sur ce point, l'infériorité des huiles jaunes com-
« parativement aux huiles brunes et noires, dans le traitement des
« phlegmasies et de la tuberculisation pulmonaire ; les recherches
« que je poursuis en ce moment viennent me confirmer chaque jour
« cette opinion ; et encore l'huile jaune, vendue sous le nom d'huile
« de première qualité, n'est en majeure partie que de l'huile
« iodée, parfumée avec de l'huile de baleine ; quant aux huiles
« brunes et noires, elles sont souvent mélangées d'huile commune
« de poisson. »

M. Taufflieb (*Gazette médicale de Paris*, 1837) donne à l'huile
brune la préférence sur toutes les autres huiles ; et, dans le mémoire
couronné par l'Académie impériale de médecine, il explique
cette supériorité d'action de la manière suivante : « Cette huile
« (la brune) contient, ainsi que nous l'avons déjà vu, une pro-
« portion notable d'éléments de la bile, de principes résineux
« et stimulants qui sont des adjuvants utiles dans le traitement des
« maladies gastro-intestinales. . . . Dans les bronchorrées ou bron-
« chites catarrhales chroniques non compliquées de pharyngo-
« laryngite, dans lesquelles les balsamiques sont indiqués, il faut
« donner la préférence à l'huile brune. » M. Taufflieb, qui ne s'est
servi que des huiles brunes du *commerce*, se trouve en parfait
accord avec moi, et reconnaît que ces huiles ont une saveur âcre
et piquante comme celle des corps gras rancis, qu'elles doivent à la
présence d'acides gras et de principes empyreumatiques qui pré-
sentent les inconvénients graves d'un corps irritant dont l'action
stimulante serait très-nuisible dans les cas cités.

« Enfin, dit encore M. Taufflieb, quant aux huiles dépurées ar-
« tificiellement, que l'on a cherché à introduire dans la médecine,
« elles ont l'inconvénient d'être plus chères et moins actives que
« les huiles naturelles. »

MM. Trousseau et Pidoux (*Traité de Thérapeutique*, 1er volume,
page 281) : « L'huile de foies de morues qui, la première, s'écoule
« des foies par leur exposition au soleil est liquide, peu odorante,
« très-recherchée dans le commerce, et n'a aucune vertu médicale.

« Enfin, par l'ébullition, on obtient une troisième qualité qui est
« brune, peu transparente, etc. C'est cette huile que l'on doit em-
« ployer en médecine à l'exclusion des deux autres qualités, et sur-
« tout à l'exclusion de la première. »

Aux observations cliniques ci-dessus décrites et qui démontrent
la supériorité thérapeutique de l'huile de foies de morues brune,
nous ajouterons les considérations suivantes qui sont de la plus
haute importance :

La première, qu'il est de toute impossibilité d'extraire des foies
de *morues saines*, quel que soit le moyen qu'on emploie, une huile
incolore sans recourir à un blanchiment artificiel toujours nuisible. Celle qui s'écoule d'abord est ambrée, celle qui vient ensuite
affecte des nuances de plus en plus foncées ; de là fractionnement
dans le produit, divergence forcée de composition, variation dans
les effets thérapeutiques obtenus.

La seconde, c'est que la première huile qui s'écoule des foies ne
contient que des quantités presque inappréciables de principes biliaires et de phosphate de chaux, dont on ne songe pas en France
à nier l'efficacité ; tandis que l'huile obtenue par mes procédés en
contient des quantités relativement considérables, ainsi que je l'ai
démontré dans les divers Mémoires qui ont été accueillis avec faveur par l'Académie impériale de médecine.

La troisième est l'une des plus importantes, c'est que les foies
de morues qui fournissent les huiles incolores sont généralement
ceux de poissons péchés sur les côtes.

Or il n'est pas un armateur qui ne sache que toute morue pê-
chée à la côte est un poisson malade, dont la valeur commerciale
est inférieure de 40 % à celle du même poisson péché en pleine
mer.

Y a-t-il avantage à se servir de poisson malade pour en extraire
les huiles? Je ne l'ai pas pensé, car, s'ils donnent des huiles qui ne
se colorent pas, même après une conservation de trois mois à
bord des navires, elles diffèrent beaucoup des huiles de foies de
morues ordinaires, et, ce qui le prouve matériellement, c'est
qu'elles ne sont pas même propres aux usages industriels et
qu'elle constituent ce qu'on appelle communément des huiles *sans
corps*.

La quatrième raison, c'est d'offrir à la médecine, en ne retirant
des foies de morues qu'une seule qualité d'huile, un médicament

d'une composition constante, et, les analyses l'ont prouvé, aussi riche que possible en principes minéraux et animalisés, dont l'utilité a été constatée par tous les thérapeutistes.

La cinquième enfin, c'est que tous les médecins qui ont étudié comparativement l'action des huiles de foies de morues de diverses nuances ont, ainsi qu'on peut s'en convaincre par les quelques citations publiées à la page 19, reconnu à l'huile brune une supériorité incontestable.

Ces explications suffiront, j'ose l'espérer, pour faire comprendre la préférence que j'ai cru devoir donner, dans ma *fabrication*, à l'huile brune.

Comme on le voit, les médecins ont étudié avec une louable ardeur les effets des huiles de foies de morues, et elles avaient depuis longtemps pris une large place dans la thérapeutique, lorsqu'en 1851 j'entrepris mon travail sur ces huiles. A cette époque, la plus grande obscurité régnait encore sur leur mode de préparation, sur les falsifications qu'on leur faisait subir et sur les modifications que l'industrie, dans le but, pensait-elle, d'améliorer ce produit, leur faisait éprouver.

Pour faire cesser cette incertitude, j'entrepris un voyage sur les côtes de la mer du Nord, où se préparent les huiles de foies de morues. J'entrai en relation avec des armateurs et des capitaines de navire, et, après avoir visité presque toutes les fabriques, après avoir recueilli tous les renseignements possibles sur la pêche, la préparation des huiles et leur conservation, j'acquis la certitude que les nombreuses industries, *corroierie*, *mégisserie* et *chamoiserie*, absorbaient une quantité d'huile bien plus considérable que celle produite annuellement par notre pêche.

Cette énorme consommation explique les nombreuses falsifications dont cette huile est l'objet, falsifications que M. le professeur Chevallier a mentionnées dans son excellent *Dictionnaire des altérations et falsifications des substances alimentaires, médicamenteuses et commerciales*. (1855.)

II

DE LA FABRICATION ET DE LA PURIFICATION DES HUILES DE FOIES DE MORUES

Les huiles de foies de morues sont fournies au commerce par 9 genres et 23 espèces de poissons différents, ce sont les genres :

Morrhua, qui donne. .	6 espèces.	Brosmius.	1 espèces.
Merlucius.	1 »	Raniceps.	1 »
Lota.	2 »	Physis.	1 »
Merlangus.	5 »	Raja.	3 »
Motela.	3 »		

Les plus fréquemment employés sont :

Morrhua,	Vulgaris.	Brosmius,	Vulgaris.
—	Carbonarius.	Lota,	Vulgaris.
Merlangus,	Vulgaris.	—	Molva
—	Carbonarius.	Raja,	Batis.
—	Pollachius.	—	Clavata.
Merlucius,	Vulgaris.	—	Pastinaca.

Les procédés d'extraction, variant suivant les localités, ont une certaine influence sur la composition de l'huile.

En Norwége, on met les foies dans des tonneaux, on les expose au soleil et on les abandonne à la fermentation putride ; puis, en séparant les produits, on obtient des huiles de nuances différentes. La première qui s'écoule est blonde-brune, la seconde brune ; enfin, en chauffant les résidus jusqu'à la torréfaction, on retire l'huile noire.

En Écosse, l'huile s'extrait en chauffant les foies dans l'eau à la température de 90°. Cette huile est blonde ; mais le procédé a pour premier résultat de la priver de tous les principes biliaires qu'elle doit contenir.

En Irlande, les foies sont chauffés à feu nu dans des chaudières de fonte ; en fractionnant le produit, on obtient encore des huiles de nuances variées.

En Hollande, à Terre-Neuve et dans le Nord de la France, on suit le procédé norwégien, la forme des vases seule change. Enfin, dans quelques pêcheries, l'huile est extraite, au bain-marie, des foies frais.

On a voulu, dans ces dernières années, faire croire que c'était à ce mode de traitement qu'on devait l'obtention des huiles incolores. Il faut enfin dissiper une erreur qui tend trop à se répandre et rétablir les faits sous leur véritable jour.

L'huile de foies de morues incolore ne peut être obtenue que des foies de poissons malades pêchés à la côte, ainsi que je l'ai indiqué plus haut, ou encore aux îles Féroé, où l'on rencontre aussi une grande quantité de poissons malades, et dans ce cas un contact de trois mois de l'huile avec les foies putréfiés est insuffisant pour changer sa coloration. Les foies qui la fournissent sont en quelque sorte sous l'influence d'une hypertrophie graisseuse, ils donnent conséquemment une bien plus grande quantité d'huile, mais elle contient beaucoup moins de principes actifs; aussi les premiers arrivages qui s'en étaient faits en Angleterre, vers 1847, avaient semblé promettre de beaux résultats; mais, dit M. Pereira, professeur au collége royal de médecine de Londres, elle n'a pas justifié l'engouement dont elle avait été l'objet : les analyses en donneront l'explication.

On conçoit facilement, en faisant abstraction des nombreuses falsifications dont l'huile de foies de morues est l'objet, et en admettant qu'elle a été consciencieusement préparée, combien ces divers modes d'extraction doivent influer sur ses propriétés chimiques, physiques et thérapeutiques. La couleur seule de l'huile obtenue par le fractionnement des produits indique certainement déjà une bien grande différence dans la composition : que sera-ce donc si l'on en opère, après coup, le blanchiment, soit par les acides, par les alcalis ou par le charbon ?

Frappé de ces graves inconvénients et désireux de mettre à la disposition des médecins une huile d'une efficacité réelle, incontestable, exempte de l'âcreté et de l'odeur repoussante de quelques-unes de ces huiles et d'une composition toujours la même, je me suis consacré entièrement à sa fabrication pour l'usage médicinal. Je l'extrais en conséquence moi-même des foies de morues, au moyen d'appareils particuliers dont l'invention et la propriété me sont garanties par la loi, et à l'aide de procédés qui m'ont valu la haute approbation de l'Académie impériale de médecine.

Ma fabrique, déjà visitée par la Commission académique et par le Conseil de salubrité du département de la Seine, est toujours ouverte à MM. les médecins, qui sont admis à juger par eux-mêmes du mode de fabrication par lequel j'obtiens une huile réunissant toutes les qualités que recherchent les praticiens.

A l'appui de ce que j'avance, je ne puis mieux faire que de donner ici *in extenso* le rapport qui a été fait à l'Académie dans sa séance du 17 avril 1855, et sur ma fabrique et sur mes procédés de fabrication.

Extrait du *Bulletin officiel de l'Académie*, tome XX, p. 875.

« DE LA FALSIFICATION DE L'HUILE DE FOIES DE MORUES, PAR M. BERTHÉ.

« Messieurs, il y a quelque temps, l'un de nous rendait compte à

« l'Académie d'un Mémoire de M. Berthé sur l'analyse de l'huile de
« foies de morues. A cette époque, plusieurs chimistes, frappés de la
« difficulté de s'assurer de la pureté de ce produit, et prévoyant de
« grandes variations dans sa constitution, s'efforçaient de lui créer des
« succédanés d'une composition constante. On imaginait alors des
« huiles iodées et des huiles iodo-phosphorées. Mais vous avez cru
« devoir, messieurs, arrêter cette tendance en déclarant, dans la
« séance du 5 juillet 1853, que, dans vos convictions, ni l'huile iodée,
« ni l'huile iodo-phosphorée, ne pouvaient être regardées comme de
« véritables succédanés de l'huile de foies de morues.

« M. Berthé voyait ainsi s'évanouir les espérances qu'il avait fondées
« sur l'huile iodo-phosphorée, mais il ne s'est pas découragé. Accep-
« tant franchement l'arrêt de l'Académie, il a pris résolûment une
« voie plus rationnelle : il est allé visiter quelques points des côtes de
« la mer du Nord, où se préparent les huiles de poissons, et il a étudié,
« entre autres, les usines où l'on obtient l'huile de foies de morues.
« Ayant ensuite établi des relations commerciales nécessaires à son
« projet, il a fait venir directement des lieux de pêcherie des foies de
« morues, et a établi à Ivry, près Paris, une fabrique d'huile que cha-
« cun peut aller visiter. Votre Commission s'est transportée dans cette
« fabrique et a été satisfaite de sa disposition.

« M. Berthé avait vu sur les lieux les procédés de fabrication. Ils
« consistent le plus souvent dans la séparation de l'huile par la dés-
« agrégation et même de la putréfaction des foies d'abord, puis par la
« coction des résidus.

« M. Berthé n'a pas hésité longtemps entre ces deux procédés. Au-
« jourd'hui, dans son usine, les foies de morues, arrivés dans un état
« de conservation satisfaisant, sont traités immédiatement par la cha-
« leur dans une chaudière à double fond. Une heure de coction suffit
« pour désagréger complètement le parenchyme des foies; l'huile se
« sépare. Le tout est jeté sur des tamis fins et recueilli dans des vases
« allongés. Quand l'huile est bien séparée du liquide aqueux et salé
« qu'elle recouvre, on soustrait celui-ci. L'huile est ensuite filtrée au
« papier, dans un appareil disposé de manière à la préserver le plus
« possible du contact de l'air. Par ce moyen, M. Berthé évite autant
« que possible l'acidification de l'huile, qui est considérable, suivant
« lui, dans les procédés ordinaires.

« Les foies de morues arrivent dans des barriques. La division qu'ils
« éprouvent, tant par leur introduction par la bonde que par le ballot-
« tage, suffit pour séparer une certaine quantité d'huile qu'on pour-
« rait dénommer *huile vierge*; mais M. Berthé pense qu'il y aurait des
« inconvénients à former ainsi différentes qualités du produit. Il verse
« dans la chaudière tout ce qui se trouve dans les tonneaux, et fait
« subir la totalité l'action de la chaleur.

« Se trouvant ainsi en possession d'huile de foies de morues pure,
« l'auteur s'est livré à de nombreuses recherches sur les caractères de
« cette huile, dans le but de trouver un procédé qui permît de vérifier
« la pureté des huiles commerciales. Il a cru le trouver dans la réac-
« tion particulière qu'exerce l'acide sulfurique sur l'huile de foies de
« morues, réaction qui diffère essentiellement de celle du même acide
« sur les huiles de poissons ordinaires, et sur les huiles végétales qu'on

« peut mêler par fraude à l'huile de morue. En effet, quand on verse
« une goutte d'acide sulfurique concentré sur quelques gouttes
« d'huile de foies de morues reçues sur une plaque de verre, superpo-
« sée elle-même à une feuille de papier blanc, on remarque la forma-
« tion d'une auréole du plus beau violet, qui passe bientôt au cra-
« moisi. Ce n'est qu'au bout de quelques minutes que la couleur du
« mélange passe au brun. C'est à M. Gobley qu'on doit l'observation
« de ce curieux phénomène.

« Cherchant à tirer parti de cette réaction, M. Berthé a fait des mé-
« langes d'huile de foies de morues et d'huile d'œillette, jusqu'au point
« de voir cesser la réaction de l'acide sulfurique. Puis, de la propor-
« tion du mélange que pouvait supporter une huile de commerce,
« il a conclu la proportion d'huile étrangère qu'on y avait introduite
« par fraude.

« Votre Commission a répété un très-grand nombre des essais qui
« avaient conduit M. Berthé à penser que la réaction de l'acide sulfu-
« rique constituait un caractère suffisant pour déterminer les degrés
« de pureté des huiles du commerce. Elle a reconnu l'exactitude de la
« plupart des faits énoncés. Mais aussi, en variant les expériences, en
« éprouvant tantôt l'huile vierge des foies, tantôt l'huile extraite par
« la chaleur, elle a cru reconnaître que le caractère donné par l'acide
« sulfurique n'offrait pas assez de précision pour suffire dans tous les
« cas, et que, par exemple, des experts chargés de décider sur une
« question de falsification ne pourraient pas, sans danger, se conten-
« ter de cette expérience.

« Néanmoins la Commission est d'avis que la réaction de l'acide
« sulfurique peut donner des indications utiles.

« Elle propose à l'Académie d'adresser des remercîments à M. Berthé
« pour sa nouvelle communication.

« Les conclusions de ce rapport sont mises aux voix et adoptées par
« l'Académie. »

III

DE L'ANALYSE COMPARATIVE DES DIVERSES SORTES D'HUILES DE FOIES DE MORUES

Un grand nombre de chimistes se sont occupés de cette question; mais aucun d'eux, parmi lesquels il faut citer MM. Gmelin,
Tiedemann, Ure, Girardin, Preissier, de Jongh, Hopfer de l'Orme,
Hausmann, de Vry, et autres, n'était arrivé à un résultat identique.

Les uns, tels que Gmelin et Tiedemann, avaient remarqué qu'un
grand nombre des huiles commerciales ne contenaient pas d'iode;
tous ceux qui y avaient constaté la présence de ce corps l'y trou-
vaient en quantité extrêmement variable; d'autres y avaient démontré la présence du phosphore, qui était niée par quelques expé-
rimentateurs. Certains même prétendaient que le phosphate de

chaux qu'on y retrouvait après incinération n'était que le produit d'une mauvaise préparation. Enfin, M. Winckler, plus hardi que tous ses devanciers, vint déclarer que les huiles de foies de morues n'avaient pas une constitution analogue à celle des autres huiles, qu'elles ne contenaient pas de glycérine, mais un corps tout particulier, l'oxyde de propyle, et que leurs propriétés, qu'on avait à tort attribuées à l'iode et au phosphore, n'étaient dues qu'à cette particularité de composition. A l'appui de cette opinion, il entrait dans de nombreux détails d'expériences destinées à démontrer la présence de l'oxyde de propyle, par ses diverses transformations.

C'était là une opinion toute nouvelle, et qui, si elle se confirmait, était de nature à modifier profondément les différentes théories émises pour expliquer l'action si puissante de ce médicament. Si elle était vraie, en effet, qu'importait l'existence, dans les huiles de foies de morues, des chlorures, des bromures, de l'iode, du phosphore, du phosphate de chaux, des principes biliaires et les variations que ces principes éprouvaient dans leurs quantités?

Les résultats si contradictoires des analyses des différents chimistes cités m'engagèrent à entreprendre de nouvelles expériences pour rechercher à quelles causes on pourrait attribuer cette divergence qui, selon moi, devait être due 1° au mode défectueux de fabrication ; 2° aux manipulations employées pour blanchir et pour désinfecter les huiles mal préparées, et 3° aux falsifications. J'ai surtout été guidé dans ce travail par le désir d'éclairer les praticiens sur l'emploi d'un médicament qui a rendu et qui est appelé à rendre encore les plus grands services.

M'étant fait fabricant, j'étais à même de pouvoir expérimenter de l'huile sur la pureté de laquelle je pouvais compter. J'en préparai donc, 1° par mon procédé, que j'appellerai huile type ; 2° par les différents procédés du commerce, soit en fractionnant les produits pendant la putréfaction des foies, soit en blanchissant ensuite l'huile au moyen du charbon ou par les alcalis, ou les acides. Ces analyses comparatives, dont je donne ici le résumé, font partie des Mémoires que j'ai présentés à l'Académie impériale de médecine et qui ont été approuvés par cette savante compagnie, sur le rapport d'une commission composée de MM. *Bouchardat, Guibourt, Soubeiran* et *Grisolle*, dans la séance du 5 juillet 1853.

Des expériences préliminaires auxquelles je me livrai, il résulta
d'abord que l'opinion émise par M. Winkler était complétement
dénuée de fondement, en ce sens que la composition organique de
l'huile de foies de morues était identique à celle des autres huiles,
et que ni l'oxyde de propyle, ni conséquemment les produits de
transformation de ce principe qu'il avait obtenus, ne pouvaient
s'extraire des huiles de foies de morues, et que ces huiles contenaient :

des acides stéariques,	des sulfates,
— margariques,	de la chaux,
— oléiques,	de la magnésie,
de la glycérine,	de l'acide phosphorique,
des principes biliaires,	du phocénate d'ammoniaque,
de l'iode,	de l'acide phocénique,
du phosphore,	*Ces deux derniers, produits accidentels,*
des chlorures,	*dus à la putréfaction;*

et que les huiles que j'avais préparées moi-même, d'après mon
procédé soumis à l'Académie de médecine, renfermaient une
quantité pondérable de principes actifs plus forte que celle con-
tenue dans les huiles préparées commercialement.

C'est ainsi, par exemple, que pour le *phosphate de chaux* et les
principes biliaires

	Principe biliaire.	Phosphate de chaux.
1 kilo huile brune, *sans fractionnement* des produits (*huile type*), donnait. . .	10 »	2,15
1 kilo d'huile, *par fractionnement* (huile par les procédés du commerce), donnait :		
la blonde brune.	4,75	1,45
la blonde claire.	3,20	1,40
la blanche, dite anglaise. . .	0,75	des traces.

Toutes les huiles expérimentées ayant été filtrées et parfaitement
claires, on ne peut objecter que le phosphate de chaux existait
dans les brunes à l'état de suspension. J'insiste sur cette circon-
stance, parce qu'on m'a reproché la présence, dans mes huiles de
foies de morues, d'une quantité plus considérable de phosphate de
chaux que celle qui se trouve dans les huiles du commerce. Ce qu'on
m'imputait à crime est justement l'un des caractères que je m'at-
tache avec le plus de soin à conserver à ce précieux médicament.
Les belles expériences de M. Mouriès n'ont-elles pas en effet démontré les heureux effets du phosphate calcaire chez les enfants ?

Du Phosphore et de l'Iode.

L'existence de l'iode n'était niée par personne; il restait donc à démontrer d'une façon concluante la présence du phosphore dans les huiles de foies de morues, et aussi à constater les variations qui avaient été indiquées dans la proportion d'iode qui existait dans ces huiles et à en rechercher les causes.

Pour répondre à ces questions, j'ai fait une série d'expériences minutieuses, desquelles il résulte que le phosphore existe réellement dans les huiles qui n'ont pas été blanchies, soit par les acides, soit par les alcalis, indépendamment du plus ou moins de phosphate de chaux qu'elles contiennent. C'est ainsi que, dans les huiles blanchies par le charbon, comme dans les brunes, obtenues, soit par la fermentation, soit par mon procédé, j'ai pu constater, dans l'une comme dans l'autre, 0,01 de phosphore pour 100,00 d'huile, tandis que les huiles blanchies par les acides ou les alcalis ont donné un résultat complétement nul. Quant aux différentes proportions d'iode contenues dans ces huiles, dix-neuf échantillons de provenances diverses ont donné les résultats suivants :

		Iodure d'argent.	Iode environ.			Iodure d'argent.	Iode environ.
N° 1	Hollande	0,25	0,13	N° 11	Paris	0,25	0,15
2	—	0,40	0,21	12	—	0,40	0,21
3	Londres	0,20	0,11	13	—	0,25	0,13
4	Dunkerque	0,30	0,16	14	—	0,20	0,16
5	—	0,25	0,13	15	—	0,51	0,26
6	Grandville	0,44	0,23	16	—	0,54	0,28
7	Paris	0,42	0,22	17	—	0,41	0,21
8	—	0,60	0,31	18	—	0,38	0,20
9	—	0,30	0,16	19	—	0,20	0,11
10	—	0,60	0,31				

Une autre huile brune de Dunkerque a donné 0,21 Iode par kil.

Huile blonde de Dunkerque   0,26

— blonde, décolorée,   des traces

— incolore de Londres.   0,00

Je n'ai pas trouvé de distinction à établir entre les diverses nuances d'huile de morues commerciale, telle couleur ayant donné une fois plus, une autre fois moins d'iode que celle avec laquelle elle pouvait être comparée; j'en excepte les huiles incolores qui m'ont donné des résultats presque négatifs.

En résumé, voici un tableau donnant la composition de 100 gr. d'huiles obtenues soit par mon procédé, soit par ceux adoptés dans le commerce.

ANALYSES D'HUILES DE FOIES DE MORUES DE DIVERSES NUANCES.

	HUILE BLANCHE, par le charbon.	HUILE BLONDE CLAIRE, par les alcalis et le charbon.	HUILE BLONDE, par fermentation.	HUILE BLONDE BRUNE, par fermentation.	HUILE BRUNE, par fermentation.	HUILE BRUNE TYPE, par les procédés soumis à l'Académie.
Huile.	96,50	97,50	97,50	98,00	96,50	97,50
Iode.	0,02	0,01	0,02	0,025	0,02	0,05
Phosphore.	0,01	0,00	0,01	0,01	0,01	0,01
Principes biliaires. . . .	0,20	0,00	0,40	0,65	1,10	1,00
Phosphate de chaux. . . .	des traces.	0,00	0,50	0,50	0,45	0,44
Sulfates de soude et de magnésie.	0,20	0,10	0,25	0,20	0,20	0,25
Chlorures de sodium et de magnésium.	0,20	0,10	0,50	0,25	0,25	0,22

PRODUITS ANORMAUX DÉVELOPPÉS PENDANT LA PUTRÉFACTION.

Acide phocénique et phocénate d'ammoniaque.	0,00	0,00	0,01	0,025	0,02	0,00
Acide acétique.	0,00	0,00	0,00	0,01	0,02	0,00
Perte.	2,87	2,49	1,21	0,55	1,45	0,55
Total.	100,00	100,00	100,00	100,00	100,00	100,00

J'ai démontré plus haut, en citant les divergences de composition que j'avais constatées dans des huiles préparées par les quatre procédés le plus généralement suivis, que c'était là une des causes des variations indiquées par les chimistes, variations qui, on vient de le voir, sont constantes et parfois considérables; mais il était aussi important de savoir si le mélange que le commerce est dans l'habitude de faire des foies des différents poissons ne pouvait pas avoir une certaine influence sur la composition de l'huile. A cet effet, je n'ai pu me procurer les foies de toutes les espèces, mais j'ai eu ceux du merlangus vulgaris, du morrhua vulgaris, du brosmius vulgaris, du lota molva, des raja batis et clavata.

Les huiles extraites de tous ces foies, analysées comparativement, m'ont démontré que les huiles de raja contenaient une quantité d'iode qui ne dépasse jamais 0,18 à 0,20, avaient une densité beaucoup plus considérable que l'huile de morues, densité qui pourrait les faire distinguer l'une de l'autre, et jusqu'à un certain point les mélanges qui pourraient en être faits; car, tandis que l'huile de morue marque à l'oléomètre de Lefebvre 24,5 à 25° à la température de 15°, l'huile de raja marque à la même température 31 à 32 divisions, et, si l'huile a été obtenue par l'ébullition des foies dans l'eau, sa densité peut augmenter dans une proportion telle que l'instrument indique 36 à 37°.

Le lota molva présente à peu près la même particularité, mais son huile ne contient pas trace d'iode.

Le brosmius donne aussi une huile qui présente la même densité; mais on peut y constater 0,16 à 0,18° d'iode.

Le merlangus seul m'a donné un produit susceptible, comme densité et comme composition, de se confondre avec l'huile de foies de morues.

Ainsi, non-seulement les procédés d'extraction peuvent influencer la composition de ces huiles; mais aussi les mélanges des foies qui journellement servent à leur préparation peuvent avoir le même effet; et si maintenant je rappelle que le commerce, dans le but de rendre potable la majeure partie des huiles de foies de morues obtenues par les procédés ordinaires, qui y développent une odeur et une âcreté dont la présence rend leur administration presque impossible et parfois nuisible, est dans l'habitude de les mélanger d'huiles de baleine, de phoque, d'œillette, d'olive de qualité inférieure; que, de plus, depuis quelques années, dans le but de leur donner un aspect plus flatteur et de détruire leur odeur, on leur a fait subir des épurations qui ont pour premier effet de modifier d'une manière profonde leur constitution et leurs propriétés; qu'à Brême, Hambourg et Cologne, on décolore l'huile noire en la traitant par l'acide sulfurique et la potasse, à l'effet de lui donner une couleur analogue à celle de l'huile d'œillette, pour la colorer ensuite suivant les besoins de la vente;

Qu'en France on a suivi à peu près le même moyen pour obtenir des huiles incolores vendues sous les noms d'huiles de foies de morues blanches; que Pereira, déjà cité, prétend qu'en Angleterre une grande quantité de l'huile dite blanche était préparée avec des huiles d'œillette iodées, aromatisées avec quelque peu d'huile de poissons;

Que sur les côtes de Bretagne, et je tiens ce renseignement d'un membre de l'Institut, et aussi sur celles de la Norwége, on vend comme huiles de foies de morues des huiles de harengs, ou seulement des huiles ordinaires dans lesquelles on a fait chauffer des harengs pour leur donner l'odeur de poisson.

Doit-on s'étonner des insuccès si fréquemment constatés dans l'emploi de l'huile de foies de morues, et n'en trouve-t-on pas l'explication dans la variabilité de composition de ces mêmes huiles, variabilité qui ressort de la manière la plus évidente des analyses dont je viens de donner les résultats?

Comme conséquence de ce qui précède, voici les conclusions des différents Mémoires que j'ai présentés à l'Académie :

1° La composition des huiles de foies de morues est analogue à celles des huiles végétales et animales, et elles contiennent de la glycérine ;

2° La composition des huiles vendues sous le nom d'huiles de foies de morues est extrêmement variable ;

3° Cette variabilité est due, soit au mélange des foies des vingt-trois espèces de poissons indiquées plus haut ; soit aux procédés de préparation plus ou moins défectueux employés généralement ; soit aux épurations peu rationnelles suivies jusqu'à ce jour pour enlever leur odeur et leur couleur ; soit enfin aux nombreuses falsifications qu'on leur fait éprouver ;

4° Il est possible, à l'aide de procédés opératoires convenables, d'obtenir une huile d'une composition constante, privée de phocénate d'ammoniaque et d'âcreté ;

5° Toutes les huiles obtenues dans ces conditions contiennent une proportion considérable d'iode, de phosphore, de principes biliaires et de phosphate de chaux ;

6° Il est enfin possible aujourd'hui, dans le plus grand nombre des cas, de reconnaître si on leur a fait subir une falsification ou une altération.

Ces conclusions furent adoptées par la Commission académique qui, à la date du 5 juillet 1853, concluait elle-même en ces termes :

« En résumé, dans les différents Mémoires que M. Berthé a pré-
« senté à l'Académie, il a ajouté des faits importants à l'histoire
« des huiles de foies de morues ; il a en particulier exécuté des
« expériences intéressantes pour établir la présence du phosphore
« dans ces huiles..... en conséquence, nous avons l'honneur de
« vous proposer de lui voter des remercîments pour ses utiles et
« intéressantes communications. *Adopté.* »

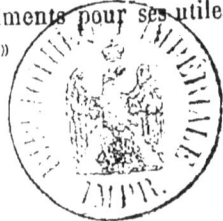

www.ingramcontent.com/pod-product-compliance
Lightning Source LLC
Chambersburg PA
CBHW060452210326
41520CB00015B/3918

9782019548803